活力充沛

减糖控食：持续瘦身不反弹

科学减糖不盲动，瘦身持久更轻松

轻体

李淳 编

国文出版社
·北京·

图书在版编目(CIP)数据

减糖控食：持续瘦身不反弹 / 李淳编． -- 北京：国文出版社，2025． -- ISBN 978-7-5125-1989-3

Ⅰ．TS972.161

中国国家版本馆CIP数据核字第2025S431J3号

减糖控食：持续瘦身不反弹

编　　者	李　淳
责任编辑	侯娟雅
责任校对	刘沐雨
出版发行	国文出版社
经　　销	全国新华书店
印　　刷	三河市兴达印务有限公司
开　　本	787毫米×1092毫米　　32开
	2.5印张　　49千字
版　　次	2025年6月第1版
	2025年6月第1次印刷
书　　号	ISBN 978-7-5125-1989-3
定　　价	29.80元

国文出版社
北京市朝阳区东土城路乙9号　　邮编：100013
总编室：(010) 64270995　　传真：(010) 64270995
销售热线：(010) 64271187
传真：(010) 64271187-800
E-mail：icpc@95777.sina.net

引 言

在糖分泛滥的时代，我们比任何时候都更需要一场回归本真的饮食觉醒。这不是一本简单的食谱集，而是为关注健康以及用心追寻生活品质与长寿智慧的读者打造的饮食提案。

本书以减糖控食为核心，层层展开科学逻辑与实践方案：科学解析，解析高糖饮食对人体的伤害，揭示减糖防癌抗衰价值；三阶实践，构建"戒糖-控糖-维持"三阶体系，科学摆脱糖依赖；食养革新，严选52道低糖食谱，标注营养指标与控糖关键；场景突破，覆盖选品、烹饪、外食等，形成全场景抗糖体系。

书中食谱摒弃极端节食，以"优质蛋白+高纤蔬果+缓释碳水"为框架，在满足味蕾的同时重建代谢平衡。无论是迷迭香烤牛肉的鲜香，还是抹茶豆腐布丁的绵密，都印证着低糖饮食并非苦行，而是对食物本味的再次探索。

当你翻开这本书，不仅是开启一段减糖之旅，更是在学习与食物建立更深的联结。本书助你在控糖之路上走得从容笃定，最终收获的不仅是理想体型的蜕变，更是从内而外透亮、轻盈的生命质感。

目录

Contents

第一章	为什么要减糖控食····01

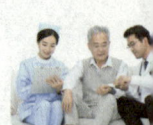

第二章	常吃的减糖菜············17

第三章	肉蛋类减糖菜············30

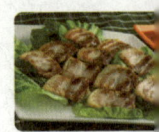

第四章	沙拉、酱料·············52

第五章	汤品、炖煮菜···········63

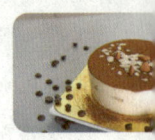

第六章	减糖甜品················70

第一章 为什么减糖控食

减糖控食与瘦身之间的关系

近年来,低糖饮食形成潮流,人们纷纷选择控制糖分摄入来保持体形。实际上,低糖饮食对身体健康的益处是多方面的,主要包括以下几点。

预防和控制慢性疾病

降低糖尿病风险:长期高糖饮食会使胰岛β细胞长期处于高负荷工作状态,久而久之,胰岛功能受损,胰岛素分泌不足或作用丧失,导致血糖调节失衡,增加患糖尿病的风险。低糖饮食能减轻胰岛细胞负担,维持正常的血糖调节功能,降低糖尿病发病概率。

呵护心血管健康:高糖饮食会引起血糖波动,导致血液中甘油三酯、低密度脂蛋白胆固醇等脂质成分升高,同时降低高密度脂蛋白胆固醇水平,促进动脉粥样硬化的形成。而低糖饮食有助于维持血脂正常,减少血管壁损伤,降低冠心病、高血压等心血管疾病的发生风险。

预防癌症:一些研究表明,高糖环境可能为癌细胞的生长和繁殖提供有利条件，因为癌细胞对葡萄糖的摄取和利用能力远高于正常细胞。采用低糖饮食，有助于减少癌细胞的能量供应，可能在一定程度上抑制癌细胞的生长和扩散。

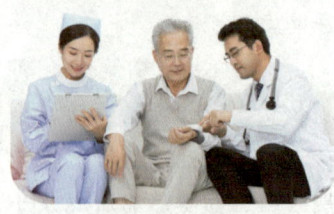

保持健康体重

减少脂肪储存：过多的糖分会在体内转化为脂肪储存起来，特别是当摄入的糖分超过身体即时能量需求时，多余的糖会合成糖原储存在肝脏和肌肉中，当糖原储存饱和后，剩余的糖就会转化为脂肪，导致体重增加。低糖饮食能从源头上减少脂肪的合成原料，有助于控制体重。

调节激素平衡：高糖饮食可能会干扰体内激素平衡，影响瘦素、胰岛素等与体重调节密切相关的激素分泌和作用。瘦素是一种由脂肪细胞分泌的激素，能抑制食欲、增加能量消耗。高糖饮食可能导致瘦素抵抗，使身体对瘦素的敏感性降低，进而影响体重调节。而低糖饮食有助于维持正常的激素水平，使身体的能量代谢和体重调节机制正常运行。

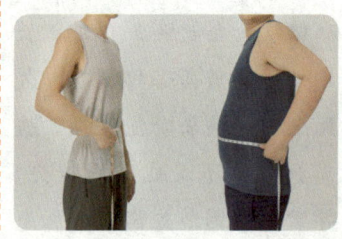

第一章 为什么减糖控食

改善皮肤状况

减少炎症反应：高糖饮食会引发身体的炎症反应，炎症会影响皮肤的正常代谢和修复功能，导致皮肤出现痘痘、粉刺、红肿等问题。而低糖饮食可以降低身体的炎症水平，为皮肤创造一个良好的内环境，减少炎症性皮肤疾病的发生。

延缓皮肤衰老：过多的糖分会与皮肤中的胶原蛋白和弹性纤维发生糖化反应，使这些蛋白质纤维变硬、变脆，失去弹性和韧性，导致皮肤松弛、皱纹加深。而低糖饮食能减少糖化反应的发生，保持皮肤的弹性和光泽，延缓皮肤衰老进程。

增强大脑功能

稳定情绪：血糖的剧烈波动会影响大脑的神经递质分泌，如血清素、多巴胺等。这些神经递质与情绪调节密切相关，血糖不稳定可能导致情绪波动、焦虑、抑郁等不良情绪。而低糖饮食有助于维持血糖稳定，保证神经递质的正常分泌和功能，使情绪更加稳定。

增强认知能力：大脑主要依靠葡萄糖提供能量，但高糖饮食可能会损害大脑的血管和神经细胞，影响大脑的血液供应和神经信号传递。长期的高糖饮食还可能导致大脑萎缩、认知功能下

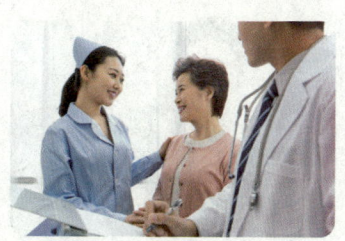

03

降。而低糖饮食能为大脑提供稳定、适量的能量，保护大脑的神经结构和功能，提高记忆力、注意力和思维能力。

预防龋齿

糖分是口腔细菌的主要能量来源。过量摄入糖分会导致细菌大量繁殖，腐蚀牙釉质，引发龋齿。特别是老年人牙龈萎缩、口腔自洁能力减弱，更易因高糖饮食加重牙龈炎、牙周炎，甚至导致牙齿松动脱落。

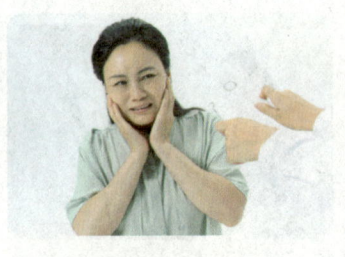

减糖控食的三个阶段

减糖不能一蹴而就，需要循序渐进，否则轻则身体无法适应，减糖失败，重则甚至会有低血糖的潜在风险。如何逐渐减糖直至达到低糖饮食的标准呢？需要分为三个阶段。

第一阶段是戒糖适应期，需要1~2周。这个阶段主要是让身体和味觉习惯少吃糖，改掉对高糖食物的依赖和习惯。首先，像糖果、甜饮料、糕点这些含有大量精制糖的食物，要严格控制，坚决不吃。其次，要多留意加工食品里的"隐形糖"，比如番茄酱、多数市售酸奶，很多此类食品都加了不少糖，我们可以选低糖或无糖

第一章 为什么减糖控食

的同类食品来替代。在这个阶段,身体可能会有点不舒服,比如头痛、没精神、情绪不稳定等,这是身体在适应糖分减少,属于正常现象。只要坚持住,很快身体就能适应新的饮食习惯。

第二阶段是稳定控糖期,需要持续2~3个月。适应了少吃添加糖的饮食后,这个阶段要进一步让血糖稳定,控制好碳水化合物的总摄入量,找到适合自己的饮食方式,养成能长期保持的健康饮食习惯。此时要注重食物搭配得有营养,多吃富含膳食纤维、优质蛋白质和健康脂肪的食物。比如多吃全谷物,像糙米、全麦面包;多吃蔬菜、低糖水果,像菠菜、油麦菜、蓝莓、苹果;还有瘦肉、鱼、豆类、坚果等。每餐要控制好碳水化合物的量,少吃高碳水食物。另外,饮食要规律,定时定量吃饭,避免暴饮暴食。购买食品时要注意看标签,了解食物的成分和营养信息,保证自己吃的符合减糖控食的要求。

到达第三阶段维持巩固期,我们减糖饮食的目标就完成了一大半,剩下的就是需要长期坚持。保持住减糖控食的成果,不让血糖反弹,也不再依赖高糖食物,同时维持健康的体重和身体状态。这个阶段的重点,首先在于继续保持健康的饮食习惯,偶尔可以适量吃点低糖甜点或含糖食物,但量要少,次数也要控制好,千万别又回到以前那种高糖饮食

别又回到以前那种高糖饮食的老样子；其次要多运动，把有氧运动和力量训练结合起来，这样能提高身体代谢能力，让胰岛素更好地发挥作用，对控制血糖和体重都有帮助。

建议定期监测血糖、体重等指标，以了解自己的身体情况。如果指标出现变化，应及时调整饮食和运动计划。另外，保持充足睡眠，合理应对压力，这些好的生活习惯对维持减糖控食的成果都很关键。

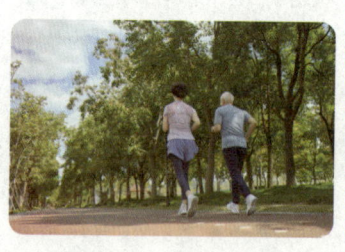

减糖控食的成功心法

减糖控食需要从建立正确认知开始，充分了解过量糖分对健康的危害是关键。糖分摄入过多不仅会引发肥胖和糖尿病，还会增加心脑血管疾病的风险，长期高糖饮食会让血糖像过山车一样波动，加重胰腺负担，最终导致身体代谢功能紊乱。减糖带来的好处同样明显，皮肤状态改善、精力提升都是肉眼可见的变化，这些积极影响能让人更有动力坚持下去。设定个人目标时，要根据自身情况具体化，比如以三个月为周期降低血糖指标，或是半年内减掉一定体重，将大目标拆解成每周的小任务，每完成一项都能获

第一章 为什么减糖控食

得成就感,形成良性循环。

科学规划饮食需要优先选择升糖慢、营养丰富的食材。用糙米、燕麦等全谷物替代精制主食,搭配大量低糖蔬菜和优质蛋白质,既能保证饱腹感又可以避免血糖快速上升。一日三餐可以参考粗细搭配的原则,早餐用燕麦粥搭配鸡蛋和蔬菜,午餐以清蒸鱼和时蔬为主,晚餐适当减少主食并增加豆制品摄入。

减糖过程不宜操之过急,先从戒掉奶茶、蛋糕等高糖食物入手,再逐步排查调味酱、速食食品中的隐性糖,最后用天然食材的甜味替代添加糖,让身体逐渐适应清淡口味。

养成健康的烹饪习惯能

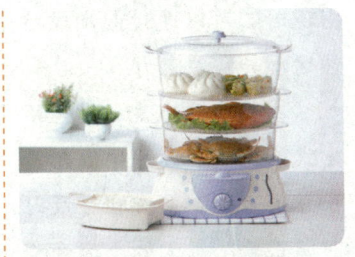

从根本上减少糖分摄入。多采用清蒸、水煮等少油少糖的烹调方式,用柠檬汁、香料代替糖醋调味,烘焙时用香蕉泥替代部分白糖,这些细节调整能让我们的饮食更健康。提前备餐也是避免临时选择高糖外卖的有效方法,周末准备三天的杂粮饭和卤制蛋白质食物,工作日就能轻松搭配营养餐。规律的生活作息同样重要,保证充足睡眠有助于稳定血糖,定时进餐能避免过度饥饿引发的暴饮暴食,当甜食诱惑出现时，可以通过散步或拉伸运动转移注意力。

减糖本质上是一种生活方式的调整，过程中偶尔放松并不可怕，关键在于及时回归正轨。每天的小改变积累起来，就能让身体逐渐脱离对糖的依赖，最终收获更健康的体魄和更有活力的生活状态。

做减糖家常菜的注意事项

首先，食材需要经过严格的选择和把控。蔬菜优选高纤低糖的类别。蔬菜是减糖家常菜的基石。绿叶蔬菜堪称首选。菠菜富含铁元素与多种维生素，叶片薄嫩，烹饪时简单清炒或快焯即可；生菜口感脆爽，可用于制作蔬菜沙拉，生食即可，也能在涮煮菜肴中短暂烫熟即食；油麦菜带有独特清香，清炒时稍加蒜片提味，味道清新。

西蓝花呈紧密花簇状，营养丰富，水煮后搭配低脂酱料食用，或者与虾仁等食材一同炒制；胡萝卜富含胡萝卜素，其橙红色泽能为菜品增添色彩，可切丝清炒，也能在炖煮菜肴中增添自然甜味；冬瓜肉质疏松、水分足，常用于煲汤，能吸收汤中其他食材风味；南瓜口感软糯，可清蒸后直接食用，或切块与谷物一起蒸煮，为菜肴增加别样口感。

这些蔬菜含糖量低，膳食纤维丰富，既能增加饱腹感，又不会给血糖带来较大负担。

第一章 为什么减糖控食

水果可适量选择低糖品种食用。水果虽营养丰富，但部分含糖量较高。减糖期间，苹果是不错的选择，其富含果胶，可促进肠道蠕动，洗净切块后可直接食用，也能在制作沙拉时加入；蓝莓颗粒小巧，富含抗氧化物质，直接食用能最大程度地保留营养，也可点缀在无糖酸奶上；柚子果肉饱满，酸甜适中，剥去外皮和内膜后即可食用；草莓色泽鲜艳、味道甜美，可洗净后直接装盘，或用于制作简单甜品，但要严格控制食用量，每天200～350克为宜，避免因过量摄入导致糖分超标。

优质蛋白来源多元化。蛋白质是身体必需营养素。瘦肉方面，鸡肉肉质鲜嫩，鸡胸肉脂肪含量低，可切片炒制或水煮后制作凉拌鸡丝；牛肉富含肌氨酸，对增强肌肉力量有益，适合炖煮或切成薄片涮煮；猪肉的瘦肉部分可剁碎制作肉丸或炒制肉丝。鱼类富含不饱和脂肪酸，三文鱼肉质鲜嫩，适合生食，常被制作成刺身，也可低温煎制；鳕鱼肉质洁白细腻，清蒸后淋上蒸鱼豉油，味道鲜美；鲈鱼刺少肉多，适合清蒸。豆类中，黄豆可制作豆浆、豆腐等豆制品；黑豆营养丰富，可煮成黑豆粥；红豆常用来制作豆沙。蛋类如鸡蛋，吃法多样，煮鸡蛋、煎蛋、炒蛋皆可。奶制品优先选择低脂牛奶或无糖酸奶，为身体补充蛋白质与钙元素。

全谷物替代部分主食。

全谷物在减糖饮食中占据重要地位。糙米保留了更多营养成分与膳食纤维，煮饭前需提前浸泡，使其口感更软糯；全麦面粉可制作全麦馒头、全麦面条等，相较于普通白面制品，升糖指数更低；燕麦片可直接冲泡，也可用于制作燕麦饼干、燕麦粥，食用方便且健康。将全谷物替代部分精细米面，能有效延缓血糖上升速度。

其次，主食分量需要控制。精细米面经过深度加工，淀粉高度集中，进入人体后迅速被消化分解为葡萄糖，导致血糖快速升高。

像白米饭，颗粒晶莹，但营养成分相对单一；白面条顺滑爽口，然而升糖作用明显；白面包质地松软，却不利于血糖稳定。在烹饪减糖家常菜时，应逐渐减少它们在餐桌上的出现频率，可以把部分主食换成全谷物或杂豆类。比如，煮饭时将三分之一的白米替换为糙米、燕麦或红豆、绿豆等杂豆，不仅增加了膳食纤维摄入，还丰富了口感。每餐主食量也需控制，成年人每餐米饭或面食的量可控制在100～150克（生重），根据个人活动量和身体状况适当调整。例如，体力劳动者可适当增加，而久坐办公室的

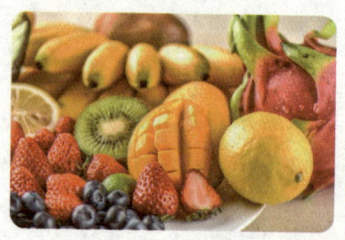

人群则可适当减少。

此外,烹饪方式应该首选清蒸或水煮。清蒸和水煮是极为健康的烹饪方式。可选择做一些简单方便的清蒸菜,例如清蒸鱼,将处理好的鱼放上葱姜蒜,淋上少许料酒,放入蒸锅蒸熟,最大程度保留鱼的鲜味与营养,且不需要额外添加糖分。水煮青菜,烧一锅开水,加入少许盐和几滴油,放入青菜快速焯熟,捞出后可直接食用或简单调味,这样能保留蔬菜的色泽与营养。

清炒时,先热锅凉油,放入葱、姜、蒜爆香,再加入食材快速翻炒,过程中少用油盐,保持食材本味。

炖菜如胡萝卜炖牛腩,小火慢炖使食材软烂入味,营养相互交融,且不需要大量调味品。凉拌菜将食材洗净切丝或切块,加入醋、生抽、蒜末等调料拌匀即可,清爽可口又低糖。油炸、油煎和红烧应尽量避免。油炸食品需大量用油,食材表面裹满油脂,热量极高,且为增加风味常添加糖;油煎过程中,食物易吸收较多油脂,同时为提升口感也可能加糖;红烧类菜肴为达到色泽红亮、味道醇厚的效果,通常会加入大量糖来调色、调味,这都与减糖理念相悖。

另外,调味料也需要谨慎使用。烹饪前仔细查看调味料成分表,许多常见调味料暗藏大量添加糖的成分。甜面酱质地浓稠、味道甜咸,常用于拌面或涂抹饼类,但含糖量高；普通市售番茄酱为增加风味，往往添加大量糖，选购时应挑选低糖或无糖产品；糖醋汁若自制需严格控制糖用量，市售成品也多为高糖配方，使用时需谨慎。烹饪中尽量少用糖调味。若想增添甜味，可使用天然甜味食材，如红枣去核切碎，可加入粥品、蒸制的糕点中；葡萄干可在制作面包、沙拉时放入；枸杞在煲汤、煮粥时适量添加，既能增甜又具养生功效。也可选用木糖醇、甜菊糖苷等代糖，但要遵循使用说明，控制用量，防止摄入过多影响健康。

合理运用盐、醋、柠檬汁、香料与葱、姜、蒜等调味。盐是基础调味品，能提升食材本味；醋有陈醋、米醋、白醋等多种，可用于凉拌菜、炒菜提味去腥；柠檬汁清新酸爽，在烹饪海鲜、肉类时滴入，能增添独特风味；花椒、八角、桂皮、香叶等香料在炖菜、卤肉中使用，使菜品香气四溢；葱、姜、蒜

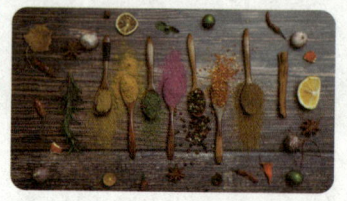

爆香后为菜肴增添浓郁香味，减少对糖的依赖。

营养成分也应该合理搭配。每餐应保证蛋白质、蔬菜与主食合理搭配。例如青椒炒肉丝，青椒提供丰富维生素与膳食纤维，肉丝补充蛋白质，搭配糙米饭，营养

均衡。蔬菜应占餐盘一半以上,蛋白质与主食各占约四分之一,形成科学膳食结构,减缓食物消化吸收速度,降低整体升糖指数。每天尽量摄入多种不同食材。如早餐可包含全麦面包、鸡蛋、牛奶与水果,午餐有蔬菜、瘦肉、全谷物米饭,晚餐搭配豆腐、青菜与杂豆粥。每周尝试新食材,如羽衣甘蓝、藜麦等,既能满足身体对多种营养素的需求,又能为餐桌增添新意,避免饮食单调。

为避免浪费,应当根据用餐人数准确控制烹饪量。准备食材时,估算每人所需量,避免因做多导致剩余过多。例如,一家三口用餐,蔬菜准备500~750克,肉类150~225克,主食按每人100~150克(生重)准备。使用合适的量具,如量杯、厨房秤,提高分量估算的准确性。若有剩余食物,待冷却后及时放入冰箱冷藏或冷冻保存。冷藏食物应在1~2天内食用,冷冻食物可保存较长时间,但再次食用前需检查是否变质,如出现异味、变色、发霉等情况,应果断丢弃。剩菜再次加热时,要确保充分加热,杀灭可能滋生的细菌。

如何在超市选择减糖食品

在超市选择减糖食品时,需要综合多方面因素进行考量,从食品的类型、成分表到营养标签等都不容忽视。

首先,要仔细查看食品标签。重点关注成分表中糖的含量,常见的糖包括白砂糖、蔗糖、葡萄糖、果糖、麦芽糖、乳糖等,这些名称在成分表中出现得越靠前,说明该食品中糖的含量可能越高。同时,要留意一些隐藏的糖源,如蜂蜜、糖浆、果葡糖浆等,它们同样会增加食品的糖分。选择那些成分表中糖的排名靠后或者明确标注"无糖""低糖"的食品。"无糖"食品是指每100克或100毫升中糖含量不超过0.5克,"低糖"食品则是每100克或100毫升中糖含量不超过5克。

除了直接的糖,碳水化合物在体内也会转化为糖,影响血糖水平。查看营养标签上的碳水化合物含量,选择含量相对较低的食品。同时,注意区分简单碳水化合物(如精制谷物、添加糖等)和复杂碳水化合物(如全谷物、膳食纤维等)。优先选择富含复杂碳水化合物的食品,它们消化吸收相对较慢,能更稳定地提供能量,避免血糖的快速上升。尽量挑选以天然食材为主要原料,加工过程简单的食品。例如,新鲜的蔬菜、水果(选择低糖品种)、瘦肉、鱼类、豆类、坚果等。这些天然食材

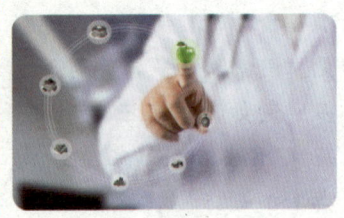

本身含糖量较低，且富含营养成分。

对于加工食品，选择那些添加剂较少的产品，减少不必要的糖分和其他不健康成分的摄入。比如，选择无添加糖的纯燕麦片，而不是添加了大量糖和香精的即食甜味燕麦片；选择纯酸奶，然后自行添加一些低糖水果来增加风味，而不是购买已经添加了大量糖和果酱的风味酸奶。远离那些明显高糖的加工食品，如糖果、甜饮料（包括碳酸饮料、果汁饮料、奶茶等）、糕点、饼干、蜜饯等。这些食品通常含有大量的添加糖，对减糖目标不利。即使是一些声称"健康"的加工食品，如某些所谓的"全麦饼干""低糖果汁"，也可能含有较高的糖分，购买时要仔细查看成分表和营养标签。

同一种类型的食品，不同品牌之间的糖分含量可能会有很大差异。在超市中，多比较几个品牌的产品，选择糖分含量最低的。同时，注意产品的价格和性价比，不要仅仅因为某个产品声称"低糖"或"无糖"就盲目购买，要综合考虑其成分、营养和价格。

一些食品在加工过程中可能会添加额外的糖来改善口感或延长保质期。例如，油炸食品在制作过程中可能会裹上含糖的面糊。腌制食品可能会加入糖来增加风味。选择采用健康烹饪方式（如清蒸、水煮、烘烤）的

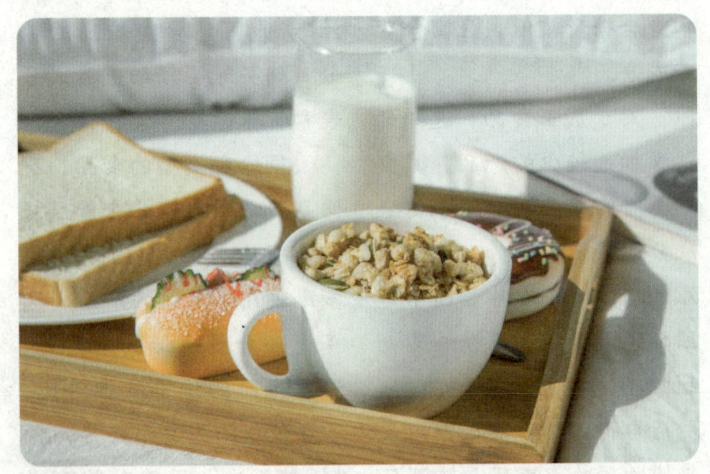

食品,减少因加工工艺导致的额外糖分摄入。

膳食纤维可以延缓碳水化合物的消化吸收,有助于控制血糖。选择富含膳食纤维的食品,如全谷物、蔬菜、水果、豆类等。一些加工食品也会添加膳食纤维,可以留意产品标签上的相关说明。例如,选择含有膳食纤维的全麦面包、谷物棒等,既能增加饱腹感,又能减少糖分的吸收。通过以上这些方法,你可以在超市中更明智地选择减糖食品,逐步实现减糖控食的目标,维护身体健康。在选择过程中,要保持耐心和细心,养成查看食品标签的习惯,这样才能挑选到真正符合减糖要求的食品。

第二章　常吃的减糖菜

水煮鸡胸肉沙拉

鸡胸肉是蛋白质的优质来源，脂肪含量低，能够助力肌肉的修复与生长，增强饱腹感，减少其他高热量食物的摄取。蔬菜沙拉部分，生菜、黄瓜、番茄等常见蔬菜富含维生素（如维生素C、维生素K等）、矿物质（如钾、镁等）以及膳食纤维。维生素C可提升人体免疫力，促进胶原蛋白合成；维生素K对骨骼健康有益；钾元素有助于维持心脏正常功能和血压稳定；膳食纤维能促进肠道蠕动，预防便秘，降低心血管疾病风险。整体菜品低糖、低热量，适合想要控制体重、稳定血糖的人群。

【食材准备】

鸡胸肉1块，生菜1把，黄瓜1根，番茄1个，紫甘蓝适量，姜片、葱段各适量，橄榄油2勺，醋3勺，生抽1勺，黑胡椒适量，盐适量。

【烹饪步骤】

1.将鸡胸肉洗净，放入锅中，加入适量清水，水要

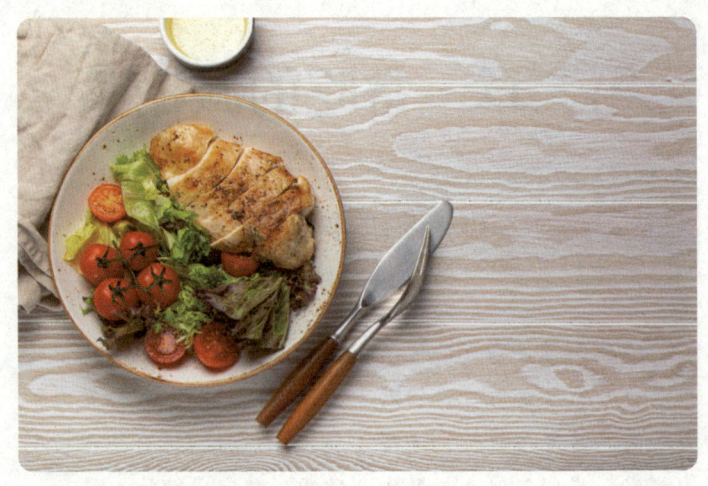

没过鸡胸肉。放入姜片、葱段和1勺料酒,大火煮开后转小火煮15~20分钟。用筷子插入鸡胸肉最厚的部位,若没有血水渗出,说明已熟透,捞出晾凉后,用手撕成丝备用。

2. 生菜洗净,撕成适口的片状;黄瓜洗净,切成薄片;番茄洗净,切成小块;紫甘蓝洗净,切成细丝。将这些蔬菜放入一个大碗中。

3. 制作酱汁:在小碗中倒入2勺橄榄油、3勺醋、1勺生抽,加入适量黑胡椒和盐,搅拌均匀。

4. 将撕好的鸡胸肉放入装有蔬菜的碗中,倒入调好的酱汁,搅拌均匀即可。

第二章 常吃的减糖菜

彩椒拌菠菜

彩椒颜色丰富，包含红、黄、绿等多种颜色，每种颜色都富含不同的营养成分。比如，红椒富含维生素C、维生素A和类胡萝卜素，具有抗氧化、保护视力、增强免疫力的作用；黄椒含有丰富的生物类黄酮，能抗炎、降低胆固醇；青椒则含有辣椒素，可促进新陈代谢，提升食欲。菠菜富含铁元素，对预防缺铁性贫血有重要作

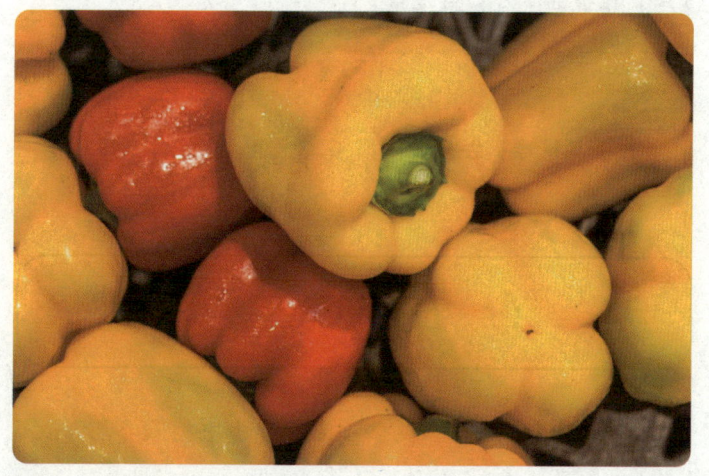

用，同时还含有大量的膳食纤维、维生素和矿物质。膳食纤维能促进肠道健康，帮助消化；多种维生素和矿物质参与人体多种生理活动，维持身体正常运转。此菜凉拌制作，减少了油脂和糖分的添加，养生效果显著。

【食材准备】

菠菜1把，彩椒1个，蒜3瓣，橄榄油2勺，盐适量，生抽1勺，醋半勺。

【烹饪步骤】

1. 菠菜洗净，去掉根部，切成5厘米左右的段；彩椒洗净，去籽切丝；蒜切末备用。

2. 烧一锅开水，加入少许盐和几滴橄榄油，放入菠菜焯水30秒左右，迅速捞出，放入冷水中浸泡一会儿，然后捞出挤干水分。

3. 锅中倒入2勺橄榄油，油热后放入蒜末爆香，接着放入彩椒丝翻炒几下。

4. 放入挤干水分的菠菜，加入适量盐、1勺生抽、半勺醋，快速翻炒均匀后即可出锅。

五香鹌鹑蛋

鹌鹑蛋营养丰富，被誉为"动物中的人参"。它富含蛋白质、维生素（如维生素A、B族维生素等）、矿物质（如铁、磷、钙等）以及卵磷脂。蛋白质有助于身体组织的修复与生长；维生素A对眼睛健康有益，能预防夜盲症等眼部疾病；B族维生素参与人体新陈代谢，对神经系统和心血管系统有保护作用；铁元素可预防缺铁性贫血；磷和钙对骨骼发育和维持骨骼强度至关重要；卵磷脂则有助于提高记忆力，预防老年痴呆。五香卤制的方式，在增添风味的同时，没有过多添加糖分，适合养生人群日常食用。

【食材准备】

鹌鹑蛋适量，八角2个，桂皮1小块，香叶2片，花椒10粒，盐适量，生抽2勺，

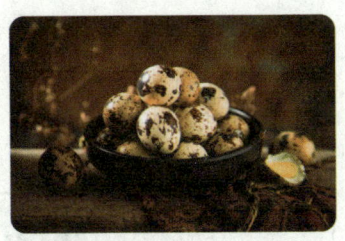

老抽1勺。

【烹饪步骤】

1. 将鹌鹑蛋放入锅中，加入适量清水，水要没过鹌鹑蛋。开小火慢慢煮，煮8～10分钟，其间轻轻晃动锅子，使鹌鹑蛋受热均匀。煮好后捞出，放入冷水中浸泡一会儿，这样更容易去壳。

2. 用小勺轻轻敲碎鹌鹑蛋的蛋壳，使其表面布满裂纹，方便入味。

3. 锅中重新加入适量清水，放入八角、桂皮、香叶、花椒、适量盐、2勺生抽、1

勺老抽，再放入敲碎壳的鹌鹑蛋。大火煮开后转小火煮10~15分钟，关火后让鹌鹑蛋在卤汁中浸泡2~3小时，使其充分吸收香味。

鸡蛋火腿杯

鸡蛋是优质蛋白质的重要来源，同时含有多种维生素（如维生素D、维生素E等）和矿物质（如硒等）。维生素D有助于钙的吸收，对骨骼健康有益；维生素E具有抗氧化作用，能延缓细胞衰老；硒元素具有抗氧化和增强免疫力的功效。火腿若选择优质的低钠火腿，可为菜品提供一定蛋白质，增添风味。鸡蛋火腿杯制作过程中，可控制油和糖的使用量，且通常搭配蔬菜，如胡萝卜丁、玉米粒等，以增加膳食纤维和维生素的含量。这道菜营养均衡，适合作为早餐或加餐，为身体补充能量。

【食材准备】

鸡蛋2个，火腿2片，芝士片1片，盐少许，黑胡椒少许。

【烹饪步骤】

1. 将火腿片剪成适合杯子大小的形状，铺在耐高温的杯子内壁。

2. 小心地打入鸡蛋，注

第二章　常吃的减糖菜

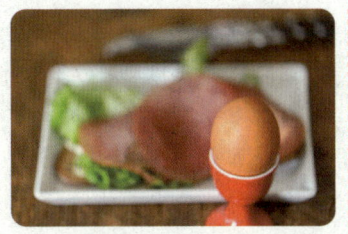

意不要弄破蛋黄,在鸡蛋上撒上少许盐和黑胡椒调味。

3. 将芝士片撕成小块,均匀地铺在鸡蛋上。

4. 将杯子放入预热好的烤箱,上下火180℃烤10~15分钟,直到鸡蛋凝固,芝士融化并微呈金黄色。如果没有烤箱,也可以将杯子放入蒸锅中,盖上锅盖,蒸10~12分钟。

剁椒金针菇

金针菇富含膳食纤维,可促进肠道蠕动,预防便秘,同时还含有多种氨基酸和多糖类物质,能增强人体免疫力。剁椒由辣椒制作而成,辣椒中含有辣椒素,具有促进血液循环、提升新陈代谢、刺激胃液分泌从而增进食欲的作用。制作剁椒金针菇时,通常采用清蒸的方式,这种烹饪方法最大限度地保留了食材的营养成分,减少了油脂和糖分的添加,对身体负担小,适合多数人食用,尤其适合肠胃功能正常、喜欢吃辣的人群,有助于促进消化和新陈代谢。

【食材准备】

金针菇1把,剁椒2勺,蒜3瓣,葱花适量,蒸鱼豉油1勺,橄榄油2勺。

【烹饪步骤】

1. 金针菇切去根部,洗净后沥干水分,将其整齐地摆放在盘中。

2. 蒜切末,锅中倒入2勺橄榄油,油热后放入蒜末煸炒出香味,再加入2勺剁椒翻炒均匀,炒出红油。

3. 加入1勺蒸鱼豉油,搅拌均匀,关火。将炒好的剁椒酱均匀地浇在金针菇上。

4. 锅中烧开水,放入装有金针菇的盘子,盖上锅盖,大火蒸8~10分钟。蒸好后取出,撒上葱花,再淋上少许热油,激发出葱花的香味。

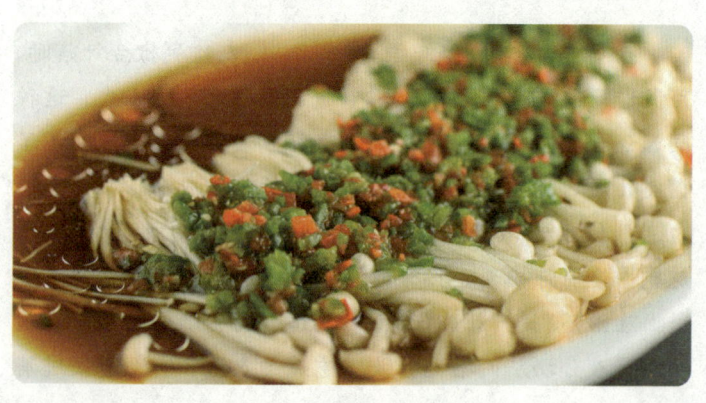

葱爆羊肉

羊肉性温，富含蛋白质、脂肪、B族维生素、铁、锌等营养成分。蛋白质是人体的重要组成部分，有助于维持肌肉质量和身体正常功能；脂肪能提供能量，帮助身体吸收脂溶性维生素；B族维生素参与人体多种代谢过程，对神经系统和皮肤健康有益；铁元素可预防缺铁性贫血，尤其适合女性和老年人；锌元素对生长发育、免疫功能和生殖系统健康有重要作用。葱含有挥发油、蒜素等成分，具有抗菌消炎、促进消化、降低胆固醇的功效。葱爆羊肉通过旺火快炒，能较好地保留羊肉和葱的营养成分，且烹饪过程中可控制糖的添加量，适合在寒冷季节食用，既能暖身驱寒，又能补充营养。

【食材准备】

羊肉片200克，大葱1根，姜2片，蒜2瓣，料酒1勺，生抽1勺，盐适量，淀粉半勺，食用油适量。

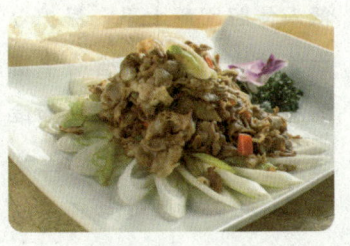

【烹饪步骤】

1. 羊肉片放入碗中,加入1勺料酒、1勺生抽、半勺淀粉,搅拌均匀,腌制15分钟左右。

2. 大葱洗净,切成滚刀块;姜、蒜切末备用。

3. 锅中倒入适量食用油,油热后放入姜蒜末爆香,接着放入腌制好的羊肉片,快速翻炒至羊肉变色。

4. 放入大葱块,继续翻炒,加入适量盐调味,快速翻炒均匀,让大葱充分吸收羊肉的香味,炒至大葱微微变软即可出锅。

牛油果金枪鱼串

牛油果富含健康的单不饱和脂肪酸,有助于降低人体胆固醇水平,保护心血管健康,同时还含有丰富的膳食纤维、维生素(如维生素C、维生素E、维生素K等)和矿物质(如钾、镁等)。膳食纤维能促进肠道健康,增加饱腹感;多种维生素具有抗氧化、增强免疫力等作用;钾元素对维持心脏正常功能和血压稳定至关重要。金枪鱼是优质蛋白质的良好来源,且富含

第二章 常吃的减糖菜

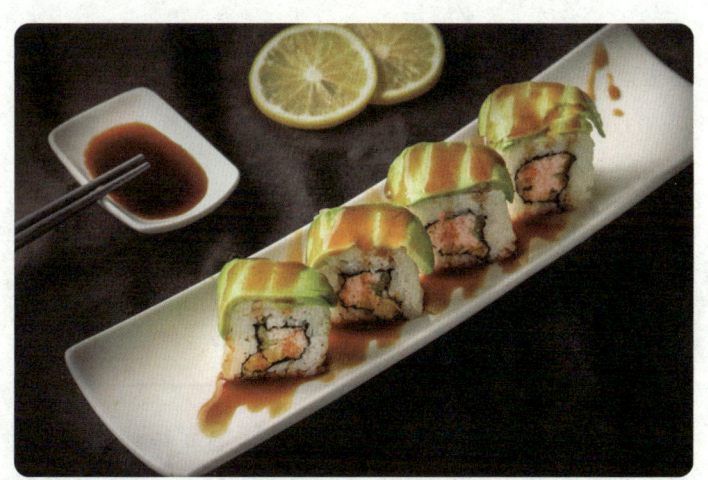

不饱和脂肪酸,如欧米伽-3脂肪酸,对大脑发育、视力保护和心血管健康有益。将牛油果和金枪鱼穿起来,可搭配一些蔬菜如生菜、黄瓜等,这样不仅可以增加口感的丰富度,还能提升营养的全面性。制作过程中可选择简单的调味方式,减少糖分的摄入。

【食材准备】

牛油果1个,金枪鱼罐头1罐,牙签适量,盐少许,黑胡椒少许。

【烹饪步骤】

1.牛油果洗净,去皮去核,切成大小均匀的块状,放入碗中,撒上少许盐和黑胡椒,搅拌均匀,使其表面裹上调味料。

2.金枪鱼罐头打开,将鱼肉取出,沥干水分。

3.用牙签将牛油果块和金枪鱼块依次穿起来,每串可以穿2~3块牛油果和2~3块金枪鱼。穿好后,再在表面撒上少许盐和黑胡椒。

酒香牛肉炒青椒

牛肉富含蛋白质、铁、锌等营养成分,能增强人体肌肉力量、预防缺铁性贫血,促进身体发育和修复。青椒富含维生素C、维生素A和辣椒素等,维生素C可抗氧化、增强人体免疫力,维生素A对眼睛健康有益,辣椒素能促进人体新陈代谢、增进食欲。烹饪时加入适量的酒,不仅可以去腥增香,酒中的一些成分还具有一定的抗氧化作用。此菜通过炒制,保留了食材的营养成分,且可控制糖分添加,适合多数人食用,既能补充营养,又能促进消化。

【食材准备】

牛肉200克,青椒2个,姜2片,蒜2瓣,料酒1勺,生抽1勺,淀粉半勺,盐适量,食用油适量,白酒1勺。

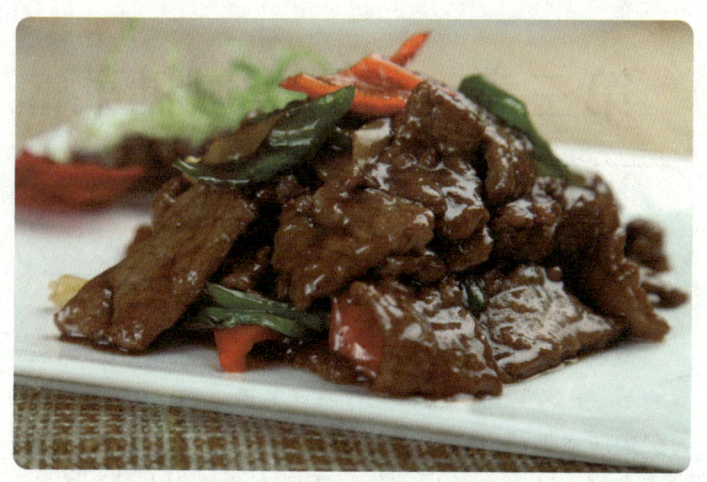

【烹饪步骤】

1. 牛肉洗净,切成薄片,放入碗中,加入1勺料酒、1勺生抽、半勺淀粉,搅拌均匀,腌制15分钟左右。

2. 青椒洗净,去籽切成块;姜、蒜切末备用。

3. 锅中倒入适量食用油,油热后放入姜蒜末爆香,加入腌制好的牛肉片,快速翻炒至牛肉变色,盛出备用。

4. 锅中再倒少许油,放入青椒块翻炒,炒至青椒微微变软,加入适量盐调味。

5. 倒入炒过的牛肉片,淋入1勺白酒,快速翻炒均匀,让白酒的香气充分融入菜肴,翻炒均匀后即可出锅。

第三章　肉蛋类减糖菜

韩式生菜包肉

五花肉提供优质脂肪与蛋白质，生菜富含膳食纤维，可促进肠道蠕动，帮助消化，减少脂肪吸收，且整体糖分低，适合控糖人群。

【食材准备】

五花肉500克，生菜50克，大蒜3瓣，姜片、葱段、辣椒片各适量，料酒1汤匙，韩式辣酱1茶匙，生抽1汤匙，香油1/2茶匙，白糖、熟芝麻各适量。

【烹饪步骤】

1. 五花肉洗净，冷水下锅，加入姜片、葱段、料酒，煮至熟透，捞出切片。

2. 调酱汁：碗中加入适量韩式辣酱、生抽、香油、白糖、熟芝麻，搅拌均匀。

3. 生菜洗净，摆放在盘中，放上五花肉片、蒜片、辣椒片，吃的时候用生菜包裹，蘸取酱汁即可。

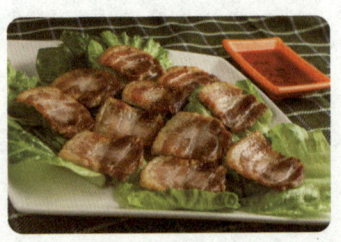

黄瓜炒肉片

黄瓜含水量高,富含维生素C与钾元素,能补充水分、抗氧化、维持电解质平衡。肉片提供蛋白质,此菜的热量与糖分均较低。

【食材准备】

黄瓜1根,里脊肉150克,葱1段,姜1块,蒜3瓣,盐1/2茶匙,生抽1汤匙,料酒1/2汤匙,淀粉1茶匙,鸡精1/4茶匙,食用油适量。

【烹饪步骤】

1. 里脊肉切片,放入碗中,加入生抽、料酒、淀粉,抓匀后腌制15分钟。
2. 黄瓜洗净切片,葱、姜、蒜切末。
3. 锅中倒油,油热后放入腌制好的肉片翻炒至变色盛出。
4. 锅中留少许底油,放入葱、姜、蒜末爆香,加入黄瓜片翻炒均匀。
5. 倒入肉片继续翻炒,加盐、鸡精调味,翻炒均匀即可出锅。

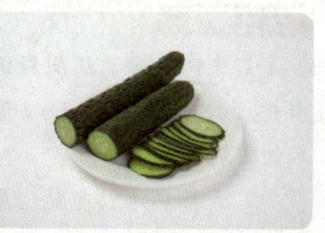

迷迭香烤牛肉

牛肉富含蛋白质、铁元素等,能增强人体肌肉力量、预防缺铁性贫血。迷迭香有一定抗氧化作用,烤制过程能延缓油脂氧化。

【食材准备】

牛肉(如牛肩肉)300克,迷迭香3~4枝,盐1/2茶匙,黑胡椒1/2茶匙,橄榄油2汤匙,生抽1汤匙,蚝油1汤匙,大蒜3瓣。

【烹饪步骤】

1. 牛肉洗净,用厨房纸巾擦干水分,切成2~3厘米的方块。

2. 大蒜切末,与盐、黑胡椒、橄榄油、生抽、蚝油、迷迭香碎放入碗中,搅拌均匀制成腌料。

3. 将腌料均匀涂抹在牛肉上,放入保鲜袋中,冷藏腌制2~3小时。

4. 烤箱预热至200℃,将牛肉放在烤盘上,放入烤箱中烤20~25分钟,中途翻面,至表面金黄熟透。

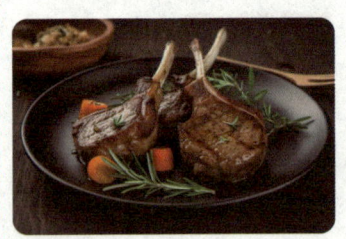

第三章 肉蛋类减糖菜

五香牛肉

牛肉是优质蛋白来源,经五香卤制,风味独特,且不添加过多糖类,有助于维持身体正常代谢与肌肉修复。

【食材准备】

牛肉(牛腱子为佳)500克,八角2个,桂皮1小块,香叶2~3片,花椒10粒,草果1个,干辣椒3~4个,姜1块,葱1段,料酒2汤匙,生抽3汤匙,老抽1汤匙,冰糖10克,盐1茶匙。

【烹饪步骤】

1. 牛肉洗净,冷水下锅,加入姜片、葱段、料酒,余水后捞出沥干水分。

2. 锅中加入适量清水,放入八角、桂皮、香叶、花椒、草果、干辣椒、姜、葱、生抽、老抽、冰糖、盐,大火煮开后转小火煮30分钟制成卤汁。

3. 放入牛肉,小火慢炖1.5~2小时,至牛肉熟透,浸泡在卤汁中冷却后,放入冰箱冷藏数小时,切片食用。

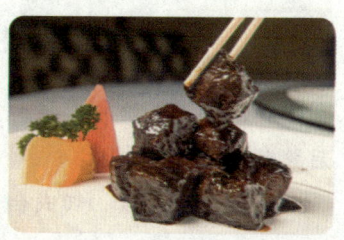

牛肉炒海带丝

牛肉提供蛋白质,海带丝富含碘、膳食纤维等,可促进甲状腺健康,膳食纤维有助于控糖、降血脂。

【食材准备】

牛肉150克,海带丝200克,葱1段,姜1块,蒜3瓣,盐1/2茶匙,生抽1汤匙,料酒1/2汤匙,淀粉1茶匙,鸡精1/4茶匙,食用油2~3汤匙。

【烹饪步骤】

1. 牛肉切丝,放入碗中,加生抽、料酒、淀粉,抓匀后腌制15分钟。

2. 海带丝洗净,切成合适长度。

3. 葱、姜、蒜切末。

4. 锅中倒油,油热后放入腌制好的牛肉丝滑炒至变色后盛出。

5. 锅中留少许底油,放入葱、姜、蒜末爆香,加入海带丝翻炒均匀。

6. 倒入牛肉丝继续翻炒,加盐、鸡精调味,翻炒均匀后出锅。

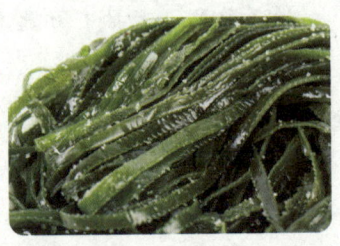

香草烤羊排

羊肉性温，富含蛋白质与多种营养，能暖身驱寒；香草增添风味同时具有一定抗氧化功效，减少烤制过程中有害物质生成。

【食材准备】

羊排400克，香草（如百里香、罗勒等）3~4枝，盐1/2茶匙，黑胡椒1/2茶匙，橄榄油2汤匙，生抽1汤匙，蒜末3瓣。

【烹饪步骤】

1. 羊排洗净，用厨房纸巾擦干水分。

2. 将盐、黑胡椒、橄榄油、生抽、蒜末、香草碎放入碗中，搅拌均匀制成腌料。

3. 将腌料均匀涂抹在羊排上，腌制2~3小时。

4. 烤箱预热至200℃，将羊排放在烤盘上，放入烤箱中烤20~25分钟，中途翻面，至表面金黄熟透。

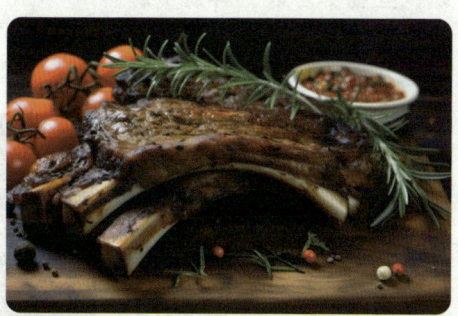

红酒番茄烩羊肉

羊肉提供能量与营养。红酒含抗氧化物质。番茄富含番茄红素，能抗氧化、保护心血管，且烹饪时可控制糖分添加。

【食材准备】

羊肉300克，番茄2个，洋葱1/2个，红酒150毫升，盐1/2茶匙，黑胡椒1/2茶匙，生抽1汤匙，料酒1汤匙，番茄酱2汤匙，香叶2片，姜片3~4片，蒜片3瓣，食用油适量。

【烹饪步骤】

1. 羊肉切块，冷水下锅，加入姜片、料酒，焯水后捞出沥干水分。

2. 番茄洗净切块，洋葱切丝。

3. 锅中倒油，油热后放入姜片、蒜片、洋葱丝炒香。

4. 加入羊肉块翻炒至变色，加入生抽、番茄酱、香叶翻炒均匀。

5. 倒入红酒，没过羊肉，大火煮开后转小火炖煮1~1.5小时，至羊肉熟透。

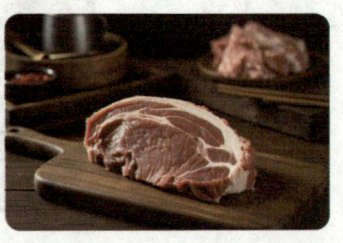

6.加入番茄块继续炖煮15~20分钟,至番茄软烂,加盐、黑胡椒调味。

金针菇炒羊肉卷

金针菇富含膳食纤维与多种维生素,羊肉卷提供蛋白质,二者搭配营养均衡、糖分低,适合养生。

【食材准备】

金针菇150克,羊肉卷200克,葱1段,姜1块,蒜3瓣,盐1/2茶匙,生抽1汤匙,料酒1/2汤匙,蚝油1汤匙,食用油2~3汤匙。

【烹饪步骤】

1.金针菇去根洗净,撕成小朵。

2.羊肉卷解冻。

3.葱、姜、蒜切末。

4.锅中倒油,油热后放入葱、姜、蒜末爆香。

5.加入羊肉卷翻炒至变色,加入生抽、料酒、蚝油翻炒均匀。

6.放入金针菇继续翻

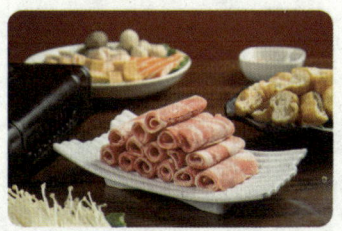

炒，至金针菇熟透，加盐调味，翻炒均匀出锅。

鸡肉虾仁鹌鹑蛋沙拉

鸡肉、虾仁、鹌鹑蛋均为高蛋白低脂肪食物，搭配蔬菜沙拉，补充维生素、矿物质与膳食纤维，热量低，利于血糖平稳。

【食材准备】

鸡胸肉100克，虾仁100克，鹌鹑蛋5~6个，生菜8~10片，黄瓜1/2根，番茄1个，沙拉酱2~3汤匙，盐1/4茶匙，黑胡椒1/4茶匙，橄榄油1汤匙。

【烹饪步骤】

1. 鸡胸肉洗净，用盐、黑胡椒、橄榄油腌制15分钟，然后放入锅中煎至两面金黄，熟透后切成小块。

2. 虾仁洗净，用盐、黑胡椒腌制片刻，放入锅中炒熟。

3. 鹌鹑蛋煮熟，去壳。

4. 生菜、黄瓜、番茄洗

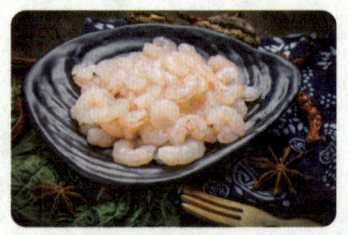

净,生菜撕成小块,黄瓜切片,番茄切块。

5.将所有食材放入碗中,加入沙拉酱,搅拌均匀。

酒香杏鲍菇炖鸡腿

鸡腿肉富含蛋白质。杏鲍菇膳食纤维丰富,可促进消化。酒在烹饪中去腥增香。整体菜品糖分可控。

【食材准备】

鸡腿2个,杏鲍菇200克,姜片3~4片,葱段1段,料酒1汤匙,生抽2汤匙,老抽1/2汤匙,冰糖5克,盐1/2茶匙,食用油2~3汤匙,啤酒200毫升。

【烹饪步骤】

1.鸡腿洗净,切块,冷水下锅,加入姜片、葱段、料酒,余水后捞出沥干水分。

2.杏鲍菇洗净,切成滚刀块。

3.锅中倒油,油热后放入姜片、葱段爆香。

4.加入鸡腿块翻炒至变色,加入生抽、老抽、冰糖

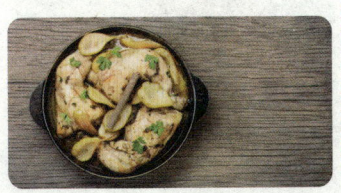

翻炒均匀。

5.倒入啤酒，没过鸡腿，大火煮开后转小火炖煮20~30分钟。

6.加入杏鲍菇继续炖煮15~20分钟，至鸡腿和杏鲍菇熟透，加盐调味。

番茄奶油肉丸

肉丸提供蛋白质，番茄抗氧化，奶油增加风味但可选用低脂奶油控制热量，通过合理烹饪减少糖分添加，适合养生。

【食材准备】

猪肉末200克，鸡蛋1个，面包糠30克，盐1/2茶匙，黑胡椒1/2茶匙，生抽1汤匙，番茄酱2汤匙，奶油50毫升，洋葱1/4个，蒜末3瓣。

【烹饪步骤】

1.猪肉末放入碗中，加入鸡蛋、面包糠、盐、黑胡椒、生抽，搅拌均匀，搓成肉丸。

2.锅中倒油，油热后放入肉丸，炸至表面金黄，捞

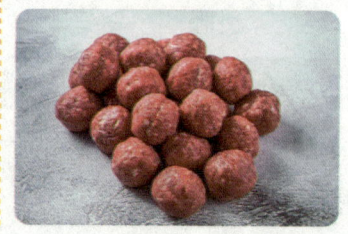

出备用。

3.锅中留少许底油,放入洋葱、蒜末炒香。

4.加入番茄酱翻炒均匀,加入适量清水,煮开后放入肉丸。

5.小火炖煮10~15分钟,至肉丸熟透,汤汁浓稠。

6.加入奶油,搅拌均匀,煮至奶油融化即可。

培根炒菠菜

菠菜富含铁、维生素等,培根增添风味,虽含一定脂肪,但搭配菠菜营养互补。烹饪时不额外加糖。

【食材准备】

培根3~4片,菠菜200克,蒜3瓣,盐1/4茶匙,黑胡椒1/4茶匙,食用油1~2汤匙。

【烹饪步骤】

1.培根切成小段,菠菜洗净切段,蒜切末。

2.锅中倒油,油热后放

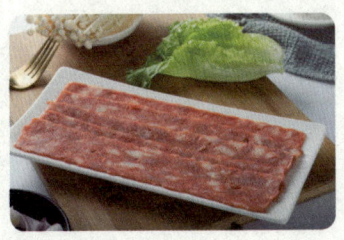

入培根段,煎至出油,表面金黄。

3.加入蒜末炒香。

4.放入菠菜段,快速翻炒至菠菜变软。

5.加盐、黑胡椒调味,翻炒均匀出锅。

西班牙香肠

香肠含蛋白质与脂肪,可提供能量。选择优质香肠,适量食用,搭配蔬菜可平衡营养,且本身糖分低。

【食材准备】

西班牙香肠1~2根,橄榄油适量。

【烹饪步骤】

1.将西班牙香肠切成合适厚度的片。

2.锅中倒入少许橄榄油,待油热后,放入香肠片。

3.小火慢慢煎至两面金黄,熟透后即可盛出。

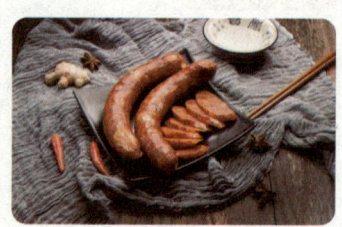

三文鱼泡菜铝箔烧

三文鱼富含不饱和脂肪酸,对心血管有益。泡菜含乳酸菌等有益菌,可调节肠道菌群。铝箔烧方式可减少额外糖分与油脂。

【食材准备】

三文鱼200克,泡菜30克,洋葱1/2个,蒜3~5瓣,生抽1茶匙,橄榄油、盐、黑胡椒各适量。

【烹饪步骤】

1. 三文鱼洗净,切块,用盐、黑胡椒、生抽腌制15分钟。

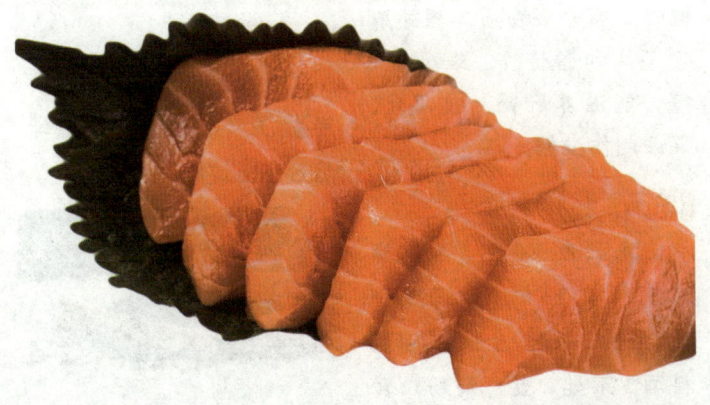

2.洋葱切丝,蒜切末。

3.取一张铝箔纸,在上面刷一层橄榄油。

4.依次放入洋葱丝、蒜末、泡菜,再放上三文鱼块。

5.将铝箔纸包好,放入预热好的烤箱中,以200℃烤15~20分钟,至三文鱼熟透即可。

烧黑芝麻龙利鱼

龙利鱼肉质鲜嫩,刺少肉多,富含蛋白质。黑芝麻含不饱和脂肪酸、维生素E等,能滋养肝肾、抗氧化。菜品制作少糖。

【食材准备】

龙利鱼300克,黑芝麻30克,姜3~5片,蒜3~5瓣,生抽1茶匙,生抽1茶匙,料酒1茶匙,盐、淀粉、食用油、白糖、醋各适量。

【烹饪步骤】

1.龙利鱼洗净,切成块,用盐、料酒腌制15分钟,然后裹上淀粉。

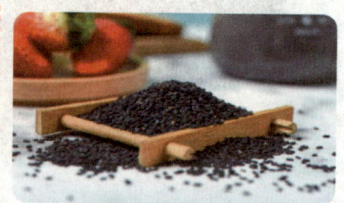

2. 姜、蒜切末。

3. 锅中倒油,油热后放入龙利鱼块,煎至两面金黄,捞出备用。

4. 锅中留少许底油,放入姜、蒜末炒香。

5. 加入生抽、白糖、醋,再加适量清水,煮开后放入煎好的龙利鱼块。

6. 小火炖煮几分钟,至汤汁浓稠,撒上黑芝麻即可。

魔芋丝香辣蟹

魔芋丝热量低、膳食纤维丰富,有助于增加饱腹感、控制血糖。蟹肉富含蛋白质与微量元素。整体菜品低糖。

【食材准备】

螃蟹3~5只,魔芋丝200克,干辣椒3~5个,花椒5克,姜10克,蒜10克,豆瓣酱3~5茶匙,生抽1茶匙,料酒1茶匙,盐、白糖、食用油各适量。

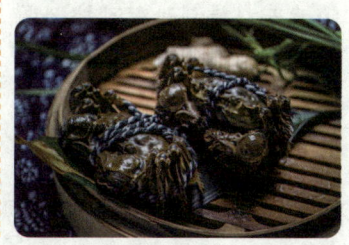

【烹饪步骤】

1. 螃蟹洗净,去除内脏,切成两半。

2. 魔芋丝洗净,余水备用。

3. 姜、蒜切末,干辣椒切段。

4. 锅中倒油,油热后放入螃蟹块,煎至变色后盛出。

5. 锅中留少许底油,放入干辣椒、花椒、姜蒜末炒香。

6. 加入豆瓣酱炒出红油,再加入生抽、料酒、盐、白糖、适量清水,煮开。

7. 放入魔芋丝和螃蟹块,小火炖煮5~10分钟,至螃蟹熟透,汤汁浓稠即可。

新奥尔良煎扇贝

扇贝富含蛋白质、锌等营养,煎制过程可控制调料,减少糖分添加,适合养生人群。

【食材准备】

扇贝300克,新奥尔良烤肉料、橄榄油各适量。

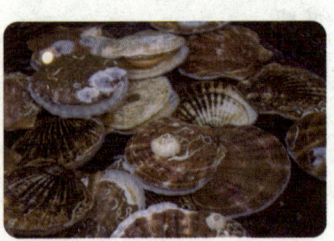

第三章 肉蛋类减糖菜

【烹饪步骤】

1. 扇贝洗净,去除内脏,用厨房纸巾擦干水分。

2. 将新奥尔良烤肉料均匀涂抹在扇贝上,腌制15~20分钟。

3. 锅中倒入橄榄油,油热后放入扇贝,小火煎至两面金黄,熟透即可。

日式梅干沙司拌章鱼秋葵

章鱼高蛋白低脂肪,秋葵富含黏液蛋白与膳食纤维,梅干沙司增添风味且糖分相对较低,利于健康。

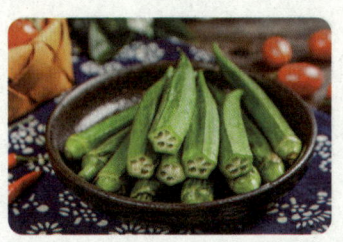

【食材准备】

章鱼200克,秋葵50克,日式梅干30克,生抽、醋、糖、芥末、香油各适量。

【烹饪步骤】

1. 章鱼洗净,切成小块,放入开水中氽水至熟,捞出沥干水分。

2. 秋葵洗净,放入开水中氽水至熟,捞出过凉水,切成小段。

3. 日式梅干去核,捣成泥状。

4. 碗中加入生抽、醋、糖、芥末、香油,搅拌均匀,再加入梅干泥,制成沙司。

5. 将章鱼块和秋葵段放入碗中,加入沙司,搅拌均匀即可。

鸡蛋狮子头

鸡蛋与肉制成狮子头,提供优质蛋白质,烹饪时可减少糖与油脂用量,搭配蔬菜汤,营养均衡。

【食材准备】

五花肉末180克,去壳熟鸡蛋4个,荸荠50克,盐4克,姜末、葱末、生抽、料酒、淀粉各少许,食用油、清水各适量。

【烹饪步骤】

1. 荸荠去皮切碎,葱、姜切末。

2. 猪肉末放入碗中,加入荸荠碎、葱姜末、盐、生抽、

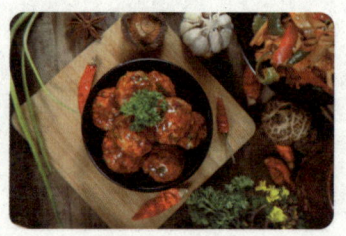

料酒、淀粉,搅拌均匀。

3.取肉馅压扁,包入熟鸡蛋后摔打紧实,表面沾淀粉防粘。

4.锅中倒油,油热后放入狮子头,小火煎至表面金黄。

5.加入适量清水,没过狮子头,大火煮开后转小火炖煮30~40分钟,至狮子头熟透,汤汁浓稠即可。

韭菜咸蛋肉片汤

韭菜含膳食纤维与硫化物,可促进消化、杀菌消炎。咸蛋增加风味。肉片提供蛋白质。整体汤品低糖。

【食材准备】

韭菜100克,咸鸭蛋1枚,里脊肉200克,姜、盐、生抽、料酒、淀粉、香油、食用油各适量。

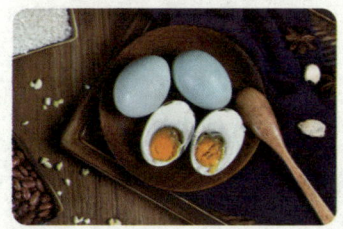

【烹饪步骤】

1.里脊肉切片,放入碗中,加入生抽、料酒、淀粉,抓匀后腌制15分钟。

2.咸鸭蛋去壳,切成小块,韭菜洗净切段,姜切丝。

3.锅中倒油,油热后放入姜丝爆香。

4. 加入咸鸭蛋块翻炒几下，加入适量清水，大火煮开。

5. 放入腌制好的肉片，煮至肉片变色。

6. 加入韭菜段，煮至韭菜断生，加盐、香油调味即可。

煎豆腐皮卷

豆腐皮富含蛋白质，可补充营养，煎制过程不添加糖，搭配蔬菜食用，营养更全面。

【食材准备】

豆腐皮100克，肉馅（猪肉或牛肉等）300克，生抽1茶匙，料酒1茶匙，葱、姜、盐、淀粉、食用油各适量。

【烹饪步骤】

1. 在肉馅中加入葱姜末、盐、生抽、料酒、淀粉，搅拌均匀即可。

2. 豆腐皮铺平，将肉馅均匀涂抹在豆腐皮上，卷成卷。

3. 锅中倒油，油热后放入豆腐皮卷，小火煎至表面金黄，熟透后切成小段食用。

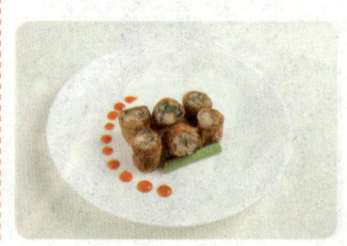

咸蛋黄烧豆腐

豆腐富含蛋白质与钙。咸蛋黄增添风味。烹饪时控制糖与盐用量,可作为营养且低糖菜品。

【食材准备】

豆腐300克,咸蛋黄2个,葱、姜、蒜、盐、生抽、食用油各适量。

【烹饪步骤】

1. 豆腐切成小块,放入开水中汆水,捞出沥干水分。

2. 咸蛋黄蒸熟,压碎备用。

3. 葱、姜、蒜切末。

4. 锅中倒油,油热后放入葱、姜、蒜末炒香。

5. 加入咸蛋黄碎炒出红油。

6. 放入豆腐块,轻轻翻炒均匀,加入生抽、适量清水,小火炖煮几分钟。

7. 至汤汁浓稠,加盐调味,撒上葱花即可出锅。

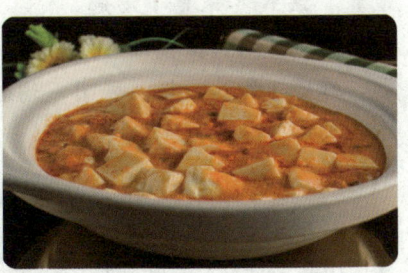

第四章 沙拉、酱料

法式酱汁蔬菜沙拉

多种蔬菜提供丰富维生素、矿物质与膳食纤维,增强免疫力、促进肠道蠕动,法式酱汁可选用低糖配方。

【食材准备】

各类蔬菜(如生菜、黄瓜、番茄、胡萝卜、紫甘蓝等)适量,法式芥末酱1汤匙,红酒醋2汤匙,橄榄油4汤匙,蜂蜜1汤匙,盐、黑胡椒各少许,蒜末1茶匙。

【烹饪步骤】

1. 把生菜撕成小块,黄瓜、胡萝卜切丝,番茄切块,紫甘蓝切丝,洗净后放入大碗中。

2. 在小碗中,依次倒入法式芥末酱、红酒醋、橄榄油、蜂蜜和蒜末,搅拌均匀。

3. 依据个人口味加入盐和黑胡椒,再次搅拌,法式酱汁就完成了。

4. 将调好的酱汁倒入蔬菜碗中,轻轻拌匀,让蔬菜均匀裹上酱汁即可。

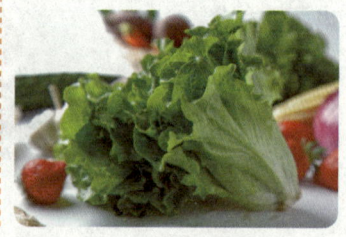

鲜虾牛油果沙拉

鲜虾高蛋白,牛油果富含健康脂肪与膳食纤维,搭配蔬菜,营养丰富,利于血糖控制与心血管健康。

【食材准备】

鲜虾100克,牛油果1个,生菜适量,圣女果5颗,橄榄油1汤匙,柠檬汁2汤匙,料酒1汤匙,盐、黑胡椒各少许。

【烹饪步骤】

1. 鲜虾洗净,去壳去虾线。锅中烧水,加少许盐和料酒,水开后放入鲜虾煮熟,捞出沥干。

2. 牛油果对半切开,去核去皮,切成小块,放入碗中,加入1汤匙柠檬汁拌匀,防止氧化。

3. 生菜洗净撕成小块,铺在盘底,圣女果洗净对半切开,放在生菜上。

4. 把牛油果块和煮熟的鲜虾放在生菜和圣女果上。

5. 取一小碗,倒入1汤匙橄榄油、1汤匙柠檬汁,加入盐和黑胡椒,搅拌均匀成油醋汁,淋在沙拉上即可。

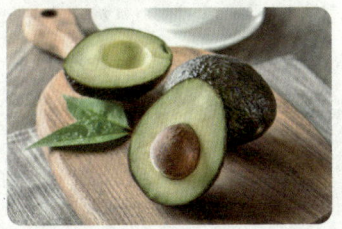

苦瓜豆腐沙拉

苦瓜有清热解毒、降血糖的功效，豆腐富含蛋白质，二者搭配，营养互补，且整体糖分低。

【食材准备】

苦瓜1根，豆腐1块，胡萝卜半根，香菜适量，生抽2汤匙，醋1汤匙，香油1汤匙，盐、糖各少许，蒜末2茶匙。

【烹饪步骤】

1. 苦瓜洗净，对半切开去籽，切成薄片，放入开水中汆水1分钟左右，捞出过凉水，沥干水分。

2. 豆腐放入开水中汆水2分钟，捞出沥干，切成小块。

3. 胡萝卜洗净切丝，香菜洗净切段。

4. 将苦瓜片、豆腐块、胡萝卜丝、香菜段放入碗中。

5. 在小碗中，将生抽、醋、香油、盐、糖、蒜末等混合，搅拌均匀成调味汁，倒入装有食材的碗中，搅拌均匀即可。

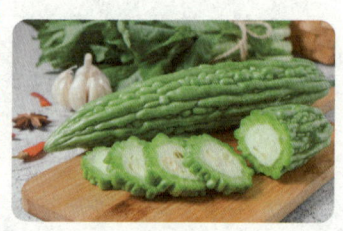

肉末青茄子

茄子富含维生素P,可增强血管弹性,肉末提供蛋白质,烹饪时少糖少油,适合养生。

【食材准备】

青茄子2个,猪肉末100克,青椒1个,红椒1个,葱、姜、蒜各适量,生抽2汤匙,料酒1汤匙,蚝油1汤匙,盐、糖各少许,淀粉1茶匙,食用油适量。

【烹饪步骤】

1. 青茄子洗净,切成滚刀块,放入盐水中浸泡10分钟,捞出沥干水分。

2. 青椒、红椒洗净,切成小块,葱、姜、蒜切末。

3. 猪肉末中加入1汤匙生抽、1汤匙料酒、1茶匙淀粉,搅拌均匀,腌制15分钟。

4. 锅中倒入适量食用油,油热后放入茄子块,炸至表面金黄,捞出控油。

5. 锅中留少许底油,放入葱、姜、蒜末爆香。

6. 加入腌制好的猪肉末煸炒至变色。

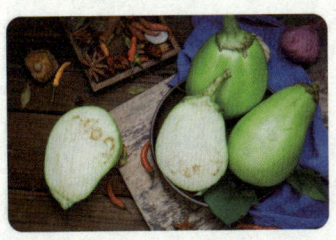

7.放入青椒、红椒块翻炒均匀。

8.加入炸好的茄子块,翻炒均匀。

9.加入1汤匙生抽、1汤匙蚝油、少许盐和糖,翻炒均匀即可。

香草水嫩番茄

番茄富含多种维生素与抗氧化物质,香草增添风味,可生食或简单烹饪,低糖健康。

【食材准备】

番茄2个,罗勒叶(或其他香草)适量,橄榄油2汤匙,盐、黑胡椒各少许,醋(可不选)1汤匙。

【烹饪步骤】

1.番茄洗净,切成小块,放入碗中。

2.罗勒叶洗净,切成细丝,撒在番茄上。

3.在碗中加入2汤匙橄榄油、少许盐和黑胡椒,搅拌均匀。

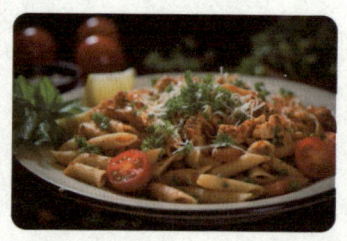

4.若喜欢,可加入1汤匙醋,再次搅拌均匀,让番茄充分吸收调料即可。

潮式腌虾

虾营养丰富,潮式腌制方式独特,可保留虾的营养,且腌制过程可控制糖分添加。

【食材准备】

鲜虾500克,大蒜5瓣,姜1块,红辣椒2个,香菜段适量,鱼露3汤匙,生抽2汤匙,醋1汤匙,糖1汤匙,盐适量,料酒1汤匙。

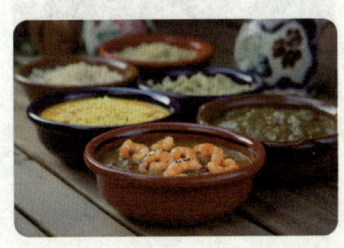

【烹饪步骤】

1.鲜虾洗净,剪去虾须和虾脚,用牙签在虾背第三节处挑出虾线。

2.锅中烧开水,加入适量盐和1汤匙料酒,放入鲜虾煮熟,捞出沥干水分,放入碗中。

3.大蒜、姜切末,红辣椒切碎,香菜洗净切段。

4.在碗中,将鱼露、生抽、醋、糖、蒜末、姜末、红辣椒碎混合,搅拌均匀成腌料。

5.将腌料倒入装有鲜虾的碗中,搅拌均匀,让鲜虾均匀地裹上腌料。

6.盖上保鲜膜,放入冰箱冷藏腌制2~3小时,食用时撒上香菜段即可。

柠檬油醋汁

柠檬富含维生素C,有抗氧化、美白等功效。油醋汁以橄榄油和醋为主,低糖且有助于消化。

【食材准备】

柠檬汁2汤匙,橄榄油4汤匙,醋1汤匙,蜂蜜1汤匙,盐、黑胡椒各少许,蒜末1茶匙。

【烹饪步骤】

在小碗中,将柠檬汁、橄榄油、醋、蜂蜜、蒜末混合,加入少许盐和黑胡椒调味,用打蛋器或筷子搅拌均匀,使各种调料充分融合即可。

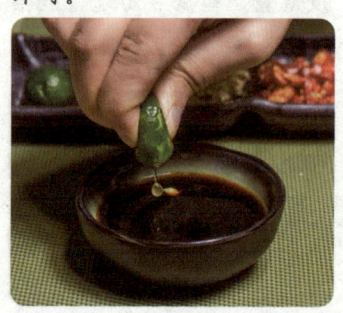

无糖烤肉酱

用于烤肉调味,无糖配方可减少糖分摄入,同时满足风味需求,适合减糖人群。

【食材准备】

番茄酱3汤匙,生抽2汤匙,蚝油1汤匙,料酒1汤匙,蒜末2茶匙,辣椒粉1茶匙(可按口味调整),孜然粉1茶匙,盐适量。

【烹饪步骤】

1. 锅中倒入适量水,放入蒜末,小火煮1分钟。

2. 加入番茄酱、生抽、蚝油、料酒、辣椒粉、孜然粉等,搅拌均匀。

3. 小火煮至酱汁浓稠,

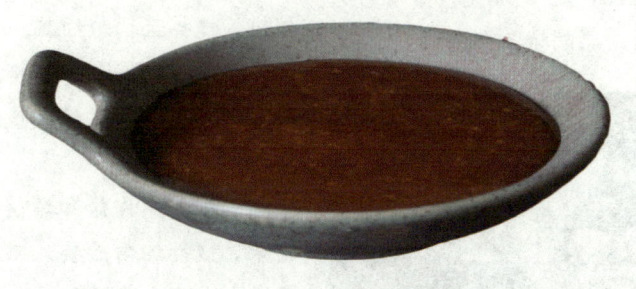

其间不断搅拌,防止粘锅。

4.加入适量盐调味,煮至酱汁达到理想的浓稠度即可。

罗勒酱

罗勒有独特香气与药用价值,制成酱料可用于拌面等,低糖且能增添食物风味。

【食材准备】

新鲜罗勒叶50克,松子20克,大蒜2瓣,橄榄油100毫升,芝士30克(可省略),盐、黑胡椒各少许。

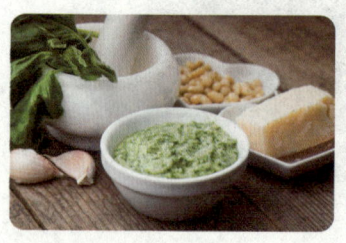

【烹饪步骤】

1.将罗勒叶洗净,用厨房纸巾擦干水分,放入搅拌机中。

2.松子稍微碾碎,放入搅拌机,大蒜切末也放入搅拌机。

3.倒入橄榄油,启动搅拌机,搅拌至均匀细腻。

4.若有芝士,将其磨碎后加入搅拌机,继续搅拌均匀。

5.加入少许盐和黑胡椒调味,搅拌均匀后装入密封容器中,可冷藏保存。

意式蒜味海鲜酱

以海鲜与大蒜等制成。海鲜富含蛋白质，大蒜有抗菌消炎作用，酱料低糖，适合搭配意大利面等。

【食材准备】

橄榄油3汤匙，大蒜4瓣，洋葱半个，番茄罐头1罐，番茄酱2汤匙，鲜虾100克，蛤蜊100克，鱿鱼100克，盐、黑胡椒各少许，香草1茶匙，白酒1汤匙（可选）。

【烹饪步骤】

1. 大蒜切末，洋葱切碎，鲜虾去壳去虾线，蛤蜊吐沙洗净，鱿鱼洗净切花刀。

2. 锅中倒入橄榄油，油热后放入蒜末和洋葱碎煸炒至香。

3. 加入番茄罐头，用铲子压碎番茄，煮几分钟。

4. 加入番茄酱，搅拌均匀，煮至酱汁浓稠。

5. 放入鲜虾、蛤蜊、鱿鱼，翻炒均匀。

6. 若用白酒，此时加入1汤匙白酒，盖上锅盖焖煮2~3分钟，至海鲜熟透。

7. 加入少许盐、黑胡椒和香草调味，搅拌均匀即可。

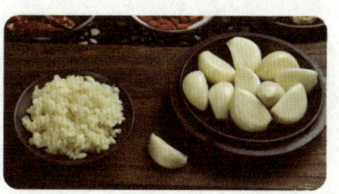

香草奶油酱

可选用低脂奶油制作。香草增添风味,用于涂抹面包或烹饪,可控制糖分与热量。

【食材准备】

黄油30克,面粉2汤匙,牛奶200毫升,新鲜香草(如迷迭香、百里香)适量,盐、黑胡椒各少许。

【烹饪步骤】

1. 新鲜香草洗净,切成小段备用。

2. 锅中放入黄油,小火融化。

3. 加入面粉,用打蛋器搅拌均匀,炒1~2分钟,制成面糊。

4. 慢慢倒入牛奶,边倒边搅拌,防止结块,煮至酱汁浓稠。

5. 加入香草段,继续煮1~2分钟,让香草的味道融入酱汁。

6. 加入少许盐和黑胡椒调味,搅拌均匀即可。

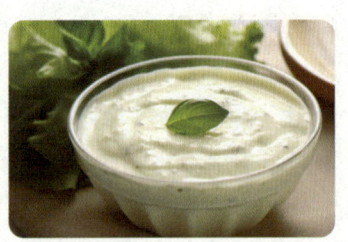

第五章 汤品、炖煮菜

红酒炖牛肉

牛肉提供蛋白质等营养，红酒含抗氧化物质，炖煮过程中营养相互融合，且可控制糖分添加，对心血管有益。

【食材准备】

牛肉（牛腩或牛肩肉为佳）500克，红酒300毫升，洋葱1个，胡萝卜1根，土豆1个，番茄1个，大蒜3瓣，香叶2片，百里香少许，盐和黑胡椒各适量，生抽1汤匙，老抽1汤匙，冰糖10克，橄榄油2汤匙。

【烹饪步骤】

1. 牛肉切成大小均匀的方块，放入清水中浸泡1小时，其间换几次水，泡出血水后捞出沥干。

2. 洋葱切丝，胡萝卜和土豆去皮切块，番茄切碎，大蒜切末。

3. 锅中倒入橄榄油，油热后放入牛肉块，煎至四面金黄后盛出。

4. 锅中留少许底油，放入洋葱丝和蒜末炒香，加入胡萝卜块翻炒几下。

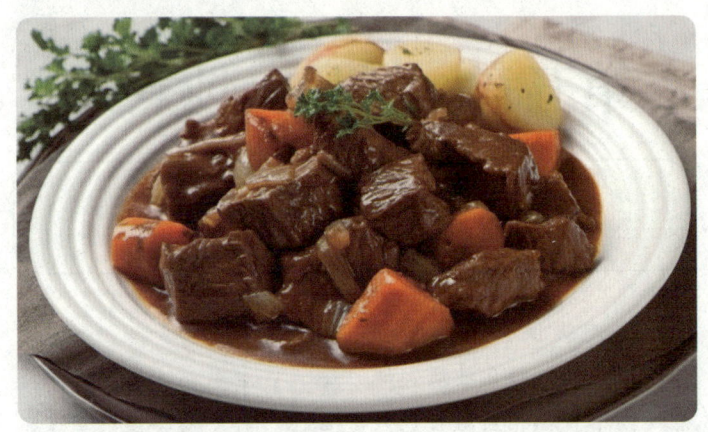

5.放入番茄碎,炒出汁水后加入生抽、老抽、冰糖、香叶和百里香,翻炒均匀。

6.倒入红酒,大火煮开后放入煎好的牛肉块,再次煮开后转小火炖煮1.5~2小时,直到牛肉软烂。

7.放入土豆块,继续炖煮20~30分钟,至土豆熟透,最后根据口味加入适量盐和黑胡椒调味即可。

清炖羊脊骨

羊脊骨富含胶原蛋白、钙等营养,清炖方式保留营养,汤鲜肉美,适合滋补身体,且糖分低。

【食材准备】

羊脊骨1000克,生姜1块,大葱1段,花椒10粒,八角2个,香叶2片,桂皮1小块,料酒2汤匙,盐适量,香菜段适量。

【烹饪步骤】

1. 羊脊骨洗净,冷水下锅,加入1汤匙料酒,大火煮开后撇去浮沫,捞出羊脊骨用清水冲洗干净。

2. 生姜切片,大葱切段。

3. 将羊脊骨放入砂锅,加入生姜片、大葱段、花椒、八角、香叶、桂皮和1汤匙料酒,加入足量清水(要没过羊脊骨)。

4. 大火煮开后转小火炖煮1.5~2小时,直到羊脊骨肉软烂。

5. 根据口味加入适量盐调味,撒上香菜段即可。

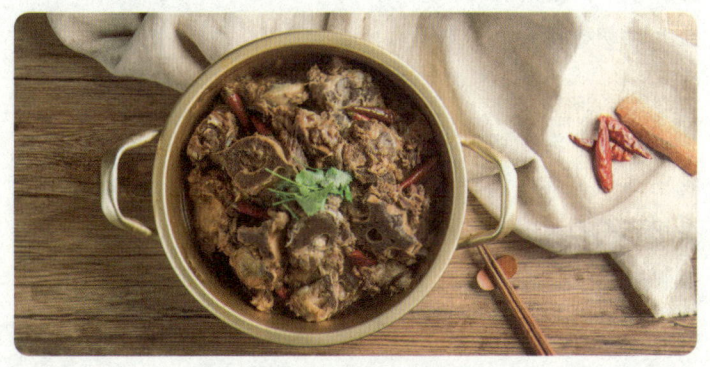

法式虾仁浓汤

虾仁高蛋白,浓汤可搭配蔬菜,营养丰富,通过合理烹饪减少糖分与油脂,适合养生。

【食材准备】

鲜虾300克,洋葱1个,胡萝卜1根,土豆1个,黄油50克,面粉2汤匙,牛奶200毫升,淡奶油20毫升,盐和黑胡椒适量,水适量。

【烹饪步骤】

1. 鲜虾洗净,去头去壳,挑出虾线,虾头和虾壳保留备用,虾仁用少许盐和黑胡椒腌制10分钟。

2. 洋葱切丝,胡萝卜和土豆去皮切丁。

3. 锅中放入黄油,小火融化后放入虾头和虾壳,翻炒出香味,加入适量水,煮10分钟左右,捞出虾头和虾壳,留下虾汤备用。

4. 锅中再加入少许黄油,放入洋葱丝炒香,加入胡萝卜丁和土豆丁翻炒至变软。

5. 加入2汤匙面粉,翻

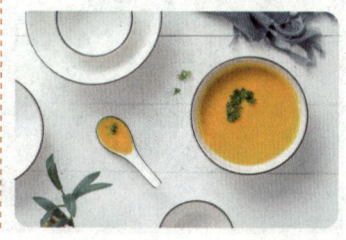

炒均匀，使面粉和食材充分混合。

6. 慢慢倒入虾汤，边倒边搅拌，防止结块，煮至汤汁浓稠。

7. 加入牛奶和淡奶油，继续煮几分钟。

8. 放入腌制好的虾仁，煮至虾仁变色熟透，最后根据口味加入适量盐和黑胡椒调味，用搅拌机将汤打成细腻的浓汤即可。

黄豆鸡肉杂蔬汤

黄豆富含植物蛋白、异黄酮等，鸡肉提供优质蛋白，杂蔬补充维生素与膳食纤维，营养均衡，低糖健康。

【食材准备】

干黄豆100克，鸡肉200克，玉米1根，胡萝卜1根，香菇3朵，生姜1块，大葱1段，盐和胡椒粉各适量，料酒1汤匙。

【烹饪步骤】

1. 干黄豆提前用清水浸泡4~6小时，泡发后捞出

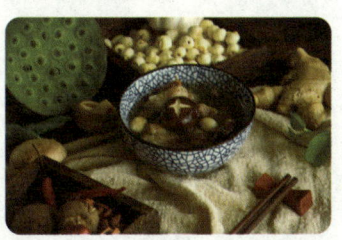

沥干。

2. 鸡肉洗净切块，冷水下锅，加入1汤匙料酒，大火煮开后撇去浮沫，捞出用清水冲洗干净。

3. 玉米切段，胡萝卜去皮切块，香菇泡发后切十字花刀，生姜切片，大葱切段。

4. 将泡发的黄豆、鸡肉块、玉米段、胡萝卜块、香菇、生姜片和大葱段放入砂锅中，加入足量清水（要没过食材）。

5. 大火煮开后转小火炖煮1～1.5小时，直到鸡肉和黄豆熟透。

6. 根据口味加入适量盐和胡椒粉调味即可。

白菜炖狮子头

白菜富含维生素与膳食纤维，狮子头提供蛋白质，炖煮过程中汤汁浓郁，且可控制糖分，适合大众养生。

【食材准备】

猪肉末300克，荸荠3个，鸡蛋1个，白菜300克，生姜1块，大葱1段，盐1茶匙，生抽2汤匙，料酒1汤匙，淀粉2汤匙，白胡椒粉1茶匙，食用油适量。

【烹饪步骤】

1. 荸荠去皮切碎，生姜和大葱切末。

2. 在猪肉末中加入荸荠碎、鸡蛋、生姜末、大葱末、盐、生抽、料酒、淀粉和白胡椒粉,搅拌均匀,用手摔打肉馅几次,使其更有黏性。

3. 将肉馅分成4份,搓成大肉丸(狮子头)。

4. 锅中倒入适量食用油,油热后放入狮子头,小火煎至表面金黄,捞出备用。

5. 白菜洗净切段。

6. 锅中留少许底油,放入白菜段翻炒至变软。

7. 加入适量清水,放入煎好的狮子头,大火煮开后转小火炖煮20~30分钟,直到狮子头熟透,白菜软烂,根据口味适当调味即可。

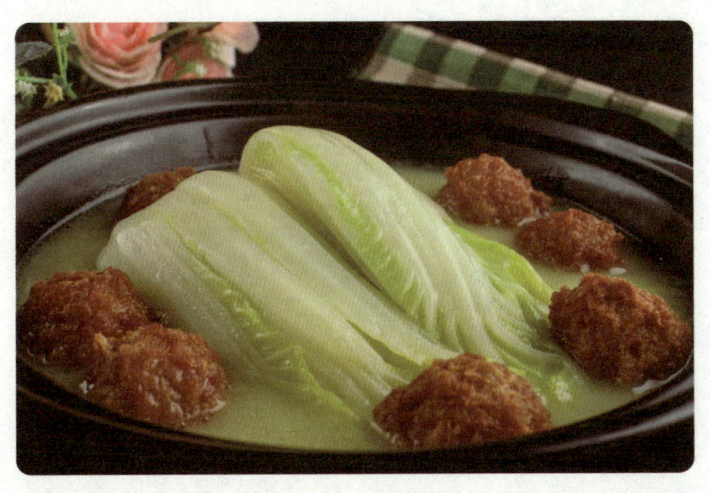

第六章 减糖甜点

减糖提拉米苏

制作过程中,用其他食材代糖或减少糖用量,保留提拉米苏风味,同时减少糖分摄入。可可粉有抗氧化作用。

【食材准备】

芝士250克,蛋黄2个,赤藓糖醇(或其他低卡甜味剂)50克,吉利丁片10克,

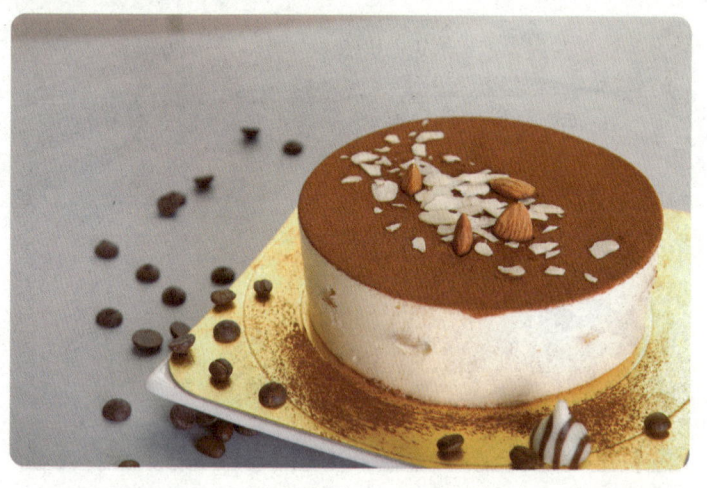

浓咖啡100毫升，无糖可可粉适量，手指饼干适量，朗姆酒15毫升（可省略）。

【制作步骤】

1. 把吉利丁片放入冷水中浸泡至变软。

2. 将蛋黄与甜味剂放在碗里，隔着热水搅拌，直到蛋黄液颜色变浅、体积膨胀。

3. 捞出泡软的吉利丁片，放入蛋黄液中，搅拌至吉利丁片完全融化。

4. 等蛋黄液冷却，加入芝士，搅拌成顺滑的芝士糊。

5. 在浓咖啡里加入朗姆酒（若用），搅拌均匀。

6. 取一片手指饼干，快速在咖啡液里蘸一下，铺在容器底部，接着铺一层芝士糊。如此重复，直到材料用完。最后在表面筛上一层无糖可可粉，放入冰箱冷藏4小时以上。

红茶布丁

红茶含茶多酚等有益成分，布丁口感细腻，制作时减少糖量，适合作为甜品享受且相对健康。

【食材准备】

红茶包2个，牛奶250

毫升，淡奶油100毫升，蛋黄2个，低卡甜味剂40克，吉利丁片10克。

【制作步骤】

1. 把吉利丁片泡在冷水里变软。

2. 将牛奶和淡奶油倒入锅里，放入红茶包，小火加热到边缘微微冒泡，关火焖5分钟，让红茶充分出味，然后取出茶包。

3. 将蛋黄和甜味剂搅拌均匀。

4. 捞出泡软的吉利丁片，放入温热的牛奶混合液中，搅拌至吉利丁片融化。

5. 慢慢把牛奶混合液倒入蛋黄液中，边倒边搅拌均匀。

6. 将布丁液过筛2~3次，

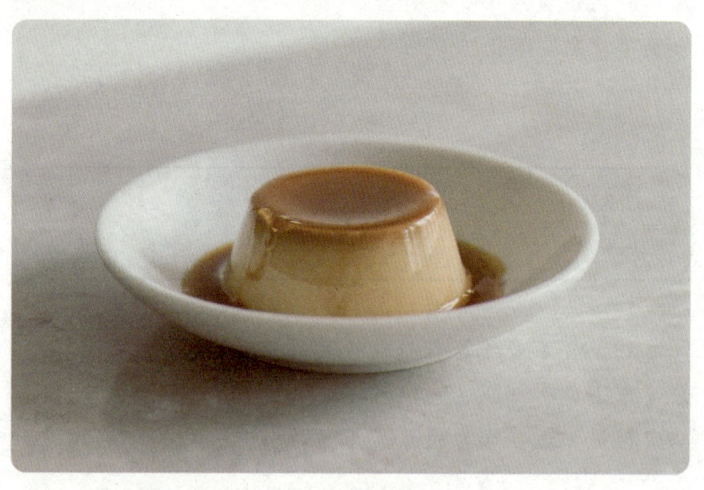

第六章 减糖甜点

去除表面浮沫，倒入布丁杯中。

7. 盖上保鲜膜，放入冰箱冷藏 3 小时以上，直到布丁凝固。

抹茶豆腐布丁

抹茶含抗氧化物质，豆腐提供蛋白质，二者结合制作布丁，低糖且营养丰富。

【食材准备】

嫩豆腐 150 克，牛奶 100 毫升，抹茶粉 5 克，低卡甜味剂 30 克，吉利丁片 10 克。

【制作步骤】

1. 把吉利丁片用冷水泡软。

2. 将嫩豆腐放在碗里，用勺子压成细腻的泥状。

3. 牛奶倒入锅中，加入抹茶粉和甜味剂，小火加热，搅拌至抹茶粉和甜味剂完全溶解，牛奶微微冒泡。

4. 捞出泡软的吉利丁片，放入牛奶混合液中，搅拌至吉利丁片融化。

5. 把牛奶混合液倒入豆

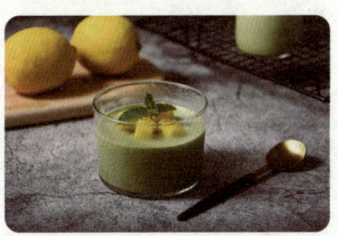

腐泥中，搅拌均匀。

6.将布丁液过筛，去除表面浮沫，倒入容器中，放入冰箱冷藏3小时以上，等布丁凝固。

黄豆粉杏仁豆腐

黄豆粉富含植物蛋白，杏仁有润肺等功效，制成豆腐状甜品，低糖且口感独特。

【食材准备】

杏仁露250毫升，牛奶100毫升，吉利丁片10克，低卡甜味剂30克，黄豆粉适量。

【制作步骤】

1.把吉利丁片泡在冷水中变软。

2.将杏仁露和牛奶倒入锅中，加入甜味剂，小火加热，搅拌至甜味剂溶解，液体微微冒泡。

3.捞出泡软的吉利丁片，放入杏仁露混合液中，搅拌至吉利丁片融化。

4.把混合液倒入容器

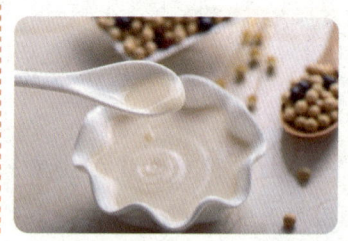

中，放入冰箱冷藏3小时以上，直到凝固。

5.凝固后取出，切成小块，放在碗里，撒上黄豆粉。

椰奶猕猴桃冰棍

椰奶提供植物蛋白与健康脂肪，猕猴桃富含维生素C，制成冰棍，减少糖分添加，适合夏日解暑。

【食材准备】

椰奶200毫升，猕猴桃1~2个，低卡甜味剂20克（可根据猕猴桃甜度调整）。

【制作步骤】

1.猕猴桃去皮，切成小块。

2.将椰奶、猕猴桃块和甜味剂放入搅拌机中，搅拌成均匀的果泥。

3.把果泥倒入冰棍模具中，插入冰棍棒。

4.放入冰箱冷冻4~6小时，直到冰棍完全凝固。

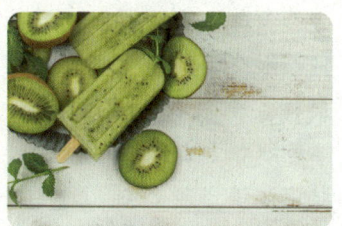

豆浆酸奶冰淇淋

豆浆含植物蛋白,酸奶有益肠道菌群,制作冰淇淋时减少糖量,口感丰富且健康。

【食材准备】

豆浆200毫升,无糖酸奶100克,低卡甜味剂30克,玉米淀粉10克,香草精几滴(可省略)。

【制作步骤】

1. 将豆浆、酸奶、甜味剂和玉米淀粉放入锅中,搅拌均匀。

2. 小火加热,边加热边搅拌,煮到液体变得浓稠,呈糊状,过程中要不断搅拌,防止煳锅。

3. 关火,加入几滴香草精(若用),搅拌均匀。

4. 把煮好的冰淇淋糊倒入容器中,放入冰箱冷冻1小时。

5. 取出,用打蛋器搅拌几分钟,让质地更均匀,再放入冰箱冷冻,每隔1小时取出搅拌一次,重复3~4次,最后放入冰箱冷冻至完全凝固。

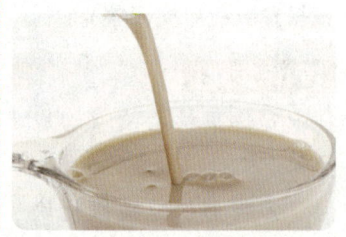